TRAITÉ

ET

CONVENTIONS

Pour les Malades, Blessés & Prisonniers de guerre des Troupes Auxiliaires de Sa Majesté très-Chrétienne, & celles des Alliés.

NOUS

Henri-François Comte de Segur, Lieutenant général ès armées du Roy; Gouverneur du pays de Foix, Lieutenant général d' Champagne & Brie, Inspecteur général de la Cavalerie & des Dragons. Et

Charles-Urbain Comte de Chanclos, Chambellan, Gouverneur d'Ostende, & Général Feld-Maréchal-Lieutenant dans les Troupes Autrichiennes. Et

Michel-Ferdinand d'Albert-d'Ailly, Duc de Picquigny, Pair de France, Lieutenant de la compagnie des Chevaux-légers de la garde du Roy; Maréchal de camp ès armées de Sa Majesté; Gouverneur des villes & citadelle d'Amiens & Corbie, &c. &c. &c.

Guillaume-Anne Comte d'Albemarle, Pair de la Grande Bretagne, Maréchal de camp; Capitaine d'une compagnie des Gardes-du-corps du Roy; Gentilhomme de la chambre de Sa Majesté, Gouverneur de la Virginie, & Chevalier de l'Ordre du Bain, &c. &c. &c.

Au nom de Sa Majesté très-Chrétienne notre Maître, en vertu du plein-pouvoir qui nous a été donné. Et

Au nom de Sa Majesté le Roy de la Grande Bretagne, en vertu du plein-pouvoir qui nous a été donné :

Sçavoir faisons que nous sommes convenus des articles ci-après énoncez, pour avoir leur pleine valeur & entière

exécution, à commencer depuis le 15 du mois de juin de la présente année, entre les armées belligérantes & auxiliaires, aux environs du Rhin & du Mayn, & à l'avenir dans quelque pays qu'elles se portent, & en avons passé le traité en vertu des pleins-pouvoirs respectivement communiquez, ainsi qu'il s'ensuit.

ARTICLE PREMIER.

Tous les Prisonniers de guerre, de quelque nation & condition qu'ils puissent être, sans aucune réserve, qui ont été faits entre les armées belligérantes & auxiliaires, depuis le 15 juin de la présente année, aux environs du Mayn & du Rhin, ou qui le seront à l'avenir, dans quelque pays qu'elles se portent, seront échangez ou rançonnez dans l'espace d'un mois, à commencer du jour de la signture de ce présent cartel, ainsi qu'il sera plus amplement expliqué dans l'article XXXIX; & Messieurs les Généraux repectifs des armées belligérantes & auxiliaires conviendront entr'eux de l'endroit où se fera réciproquement le premier échange & rançon des Prisonniers qu'on se rendra de part & d'autre.

I I.

Tous prisonniers de guerre, de quelque nation & condition qu'ils puissent être, sans aucune réserve, qui seront faits de part & d'autre après le premier échange ou rançon, par les armées ou garnisons des parties belligérantes & auxiliaires, soit en batailles, combats, prises de places, partis ou autrement, seront rendus de bonne foy quinze jours après leur détention, ou aussi-tôt que faire se pourra, par échange de prisonniers de pareilles charges ou équivalence, ou autres, en faisant compensation du plus au moins, ou payeront leurs rançons sur le pied qu'elles seront ci-après marquées, sçavoir, en florins d'Allemagne, à compter à soixante kreutzers de part & d'autre, ou de deux livres dix sols argent de France.

I I I.

Il sera tenu un livre des prisonniers faits dans les armées belligérantes & auxiliaires, dans lequel il sera marqué le nombre qui sera renvoyé de part & d'autre dans chaque mois, afin qu'au premier du suivant il soit envoyé de chaque côté un état de ce qui aura été reçu & rendu, pour que huit jours après il soit payé exactement & sans difficulté, le nombre excédent qu'un parti devra à l'autre: L'on comptera auſſi des avances qui auront été faites auxdits priſonniers, pour qu'elles ſoient rembourſées en même tems, & que tous comptes ſoient arrêtez, ſans qu'ils puiſſent être portez au mois ſuivant; & au premier échange ou rançon deſdits priſonniers de part & d'autre, on ſe liquidera de toutes les avances qui leur auront été faites, ſur des états valables qui ſeront produits.

I V.

TOUTES les fois qu'il ſera renvoyé des priſonniers d'une part ou d'autre, on y joindra un état qui ſera remis au Commandant du lieu où ils auront été conduits, lequel donnera un reçu de la quantité & qualité qu'il recevra, pour être compté chaque mois ainſi qu'il eſt dit ci-deſſus.

V.

ET afin qu'il n'arrive aucune conteſtation ni difficulté, tant par rapport aux poſtes & qualités des Officiers de part & d'autre, que des rançons qui devront être payées pour chacun d'eux, il a été eſtimé à propos d'y ſpécifier ci-après les poſtes & charges qui ſont dans les armées belligérantes & auxiliaires, & marquer le prix d'icelles.

V I.

Charges & Officiers ſervant dans les armées & garniſons de Sa Majeſté très-Chrétienne.

	Florins d'Allemagne.
Général d'armée ou Maréchal de France.	25000.
Capitaine général.	20000.
Lieutenans généraux.	5000.
Grand-maître d'artillerie.	6000.
Maréchaux-de-camp.	1500.
Colonel général de la Cavalerie.	2000.
Colonel général des Dragons.	1500.
Meſtre-de-camp général de la Cavalerie.	1500.
Meſtre-de-camp général des Dragons.	1000.
Commandant de la Cavalerie.	1500.
Commiſſaire général de la Cavalerie.	1000.
Un Intendant d'armée ou de province.	3000.
Leurs Subdélégués ou Ordonnateurs des guerres.	250.
Le Général des vivres.	300.
Major général d'Infanterie.	500.

Florins d'Allemagne.

	Florins d'Allemagne.
Maréchal général des logis.	500.
Maréchal général des logis de la Cavalerie.	100.
Majors de brigades, tant de Cavalerie, Dragons, qu'Infanterie.	150.
Aides-de-camp.	150.
Tréforier général de l'Extraordinaire des guerres.	250.
Le principal Commis de l'Extraordinaire des guerres dans chaque armée.	150.
Les autres Commis de l'Extraordinaire des guerres.	50.
Brigadiers de Cavalerie ou de Dragons.	900.
Brigadier d'Infanterie.	700.
Commiffaires des guerres.	150.
Infpecteurs d'Infanterie, Cavalerie ou Dragons.	150.
Principal Commis des vivres.	150.
Les autres moindres Commis, & Contrôleurs des vivres des armées & places.	50.
Le Capitaine Vaguemeftre.	50.
Le Capitaine des Guides.	50.
Les Guides à cheval de leur compognie, feront traitez comme la Cavalerie.	

V I I.

Gendarmerie.

Florins d'Allemagne.

	Florins d'Allemagne.
Le Brigadier de la Gendarmerie.	550.
Le Capitaine des Gardes-du-corps de Sa Majefté.	1000.
Le Capitaine-lieutenant des Gendarmes de la garde.	1000.
Le Capitaine-lieutenant des Chevaux-légers de la garde.	1000.
Les Capitaines-lieutenans des deux compagnies de Moufquetaires.	1000.
Le Lieutenant de la Garde-du-corps du Roy.	1000.
Le Sous-lieutenant des Chevaux-légers de la garde.	1000.
Les Sous-lieutenans des deux compagnies de Moufquetaires.	1000.
Les Enfeignes des Gardes-du-corps du Roy.	500.
L'Enfeigne & Guidon des Gendarmes de la garde.	500.
Les Enfeignes & Cornettes des Moufquetaires.	500.
Les Cornettes des Chevaux-légers de la garde.	500.
Le Major des Gardes-du-corps du Roy.	300.
Les deux Aide-majors des Gardes-du-corps du Roy.	150.
Le Capitaine des Gardes de Monfeigneur le Duc d'Orléans.	1000.
Le Lieutenant des Gardes de Monfeigneur le Duc d'Orléans.	300.
Les Capitaines-lieutenans de la Gendarmerie.	750.
Les Sous-lieutenans des compagnies de Gendarmes.	375.

Les

Florins d'Allemagne.

Les Enseignes & Guidons des compagnies des Gendarmes. . . . . . 250.

Les Capitaines-lieutenans des Chevaux-légers de la Gendarmerie. . . 500.

Les Sous-lieutenans des Chevaux-légers. . . . . , ... 250.

Les Cornettes des Chevaux-légers. . . . . , ... 150.

Le Major de la Gendarmerie. . . . . 250.

L'Aide-major de la Gendarmerie. . . . . 125.

Les Sous-aide-majors de la Gendarmerie. . . . . $62\frac{1}{2}$.

Les Exempts des compagnies des Gardes-du-corps & Maréchaux-des-logis de toutes les compagnies ci-dessus, les Brigadiers, Sous-brigadiers, Gardes-du-corps, Mousquetaires, Gendarmes & autres desdites compagnies ci-dessus, payeront un mois de leurs appointemens.

Et à l'égard de la compagnie des Grenadiers à cheval de la Maison du Roy, les Officiers & Grenadiers de ladite compagnie payeront un mois de leurs gages.

V I I I.

Gardes-Françoises & Suisses.

Le Colonel des Gardes-françoises. . . . . 1500.

Le Lieutenant-colonel. 750.

Le Major. . . . . 300.

Les Capitaines. . . . . 150.

Les Lieutenans, Aide-majors, Sous-lieutenans, Enseignes & autres, jusqu'aux Soldats compris, payeront un mois de leur solde.

Les Prévôts & Lieutenans des Prévôts, Maréchaux-des-logis, & Archers de la Prévôté des Gardes, payeront un mois de leur solde.

Le Colonel général des Suisses. . . . . 600.

Le Colonel des Gardes-suisses. . . . . 300.

Les Capitaines, Lieutenans, & autres Officiers & Soldats des Gardes-suisses, payeront de même que les Gardes-françoises.

I X.

Infanterie.

Colonel d'Infanterie. 600.

Lieutenant-colonel. . . . . 300.

Majors. . . . . 120.

Capitaines. . . . . 70.

Aide-majors ou Adjudans. . . . . 30.

Lieutenans. . . . . 24.

Enseignes ou Sous-lieutenans. . . . . 20.

Sergens. . . . . 10.

B

Florins d'Allemagne.

Caporaux, Anspessades, Tambours, Fiffres, Hautbois & Soldats. . . . **4.**

Les Prévôts des régimens, & les Maréchaux-des-logis, payeront chacun **15.**

Les Lieutenans des Prévôts. . . . . **5.**

Leurs Archers & Greffiers, chacun. . . . . **$2\frac{1}{2}$.**

L'Infanterie étrangère, ou les régimens des provinces, ou Milices, seront traitez comme l'Infanterie françoise, tant pour l'Officier que pour le Soldat.

X.

Cavalerie, Carabiniers & Hussards.

Mestre-de-camp ou Colonel de Cavalerie. . . . . **700.**

Lieutenant-colonel. . . . . **300.**

Major. . . . . **150.**

Capitaine. . . . . **100.**

Lieutenant. . . . . **40.**

Cornettes ou Lieutenans réformez. . . . . **30.**

Aide-major. . . . . **40.**

Maréchal-des-logis d'une compagnie. . . . . **14.**

Trompettes ou Timbaliers. . . . . **10.**

Brigadiers, Cavaliers, Selliers & Maréchaux. . . . . **7.**

Toutes les troupes Françoises, tant Officiers que Soldats du Ban & Arrière-ban, & de Milices, seront traitées comme la Cavalerie si elles sont à cheval, ou comme l'Infanterie si elles sont à pied.

X I.

Dragons.

Le Colonel, Lieutenant-colonel, Major & Capitaines, payeront leur rançon sur le pied de la Cavalerie; les Officiers au dessous du Capitaine jusqu'aux simples Dragons, payeront comme l'Infanterie.

X I I.

Artillerie.

Lieutenant-général d'Artillerie de France. . . . . **700.**

Les Lieutenans ou Commandans. . . . . **250.**

Les Commissaires & autres Officiers d'Artillerie, Charrons, Ouvriers, Bourreliers, Conducteurs, Faiseurs d'artifices, Maréchaux, Canonniers, payeront un mois de leur solde. . . . .

X I I I.

Bombardiers & Fusiliers.

Le Colonel, Lieutenant-colonel des Bombardiers, Fusiliers & autres Officiers, desdits régimens, seront traitez comme l'Infanterie françoise.

X I V.

Compagnies des Canonniers & Mineurs.

Les Officiers & Soldats desdites compagnies payeront un mois de leur solde.

X V.

Ingénieurs.

	Florins d'Allemagne.
Ingénieur général de France.	150.
Les Ingénieurs en chef des armées, villes & provinces.	75.
Tous autres Ingénieurs servant dans les armées ou garnisons.	50.
Les Entrepreneurs des fortifications.	25.
Les Piqueurs ou autres employez dans les fortifications.	15.

X V I.

Compagnies franches de Dragons & d'Infanterie.

Les Officiers en pied & réformez desdites compagnies, les Dragons & Soldats qui les composent, seront échangez d'homme & de cheval, pour homme de son espèce; il en sera usé de même pour l'Infanterie, & pour leurs rançons. Au défaut d'échange ils payeront, tant Officiers en pied que réformez, Dragons & Soldats, un mois de leurs appointemens ou solde.

X V I I.

Officiers & Charges qui sont dans les armées & garnisons des Alliez.

Général-lieutenant.	25000.
Un Général Feld-Maréchal qui commande l'armée en chef, payera de même	25000.
Autre Général Feld-Maréchal.	15000.
Général de la Cavalerie.	10000.
Général d'Artillerie.	6000.
Commissaire général.	3000.

Florins d'Allemagne.

Général Feld-Maréchal-lieutenant. . . . . 5000.
Général Wacht-maître. . . . . 1500.
Commissaire Colonel. . . . . 1000.
Général Quartier-maître. . . . . 500.
Général Proviant-maître. . . . . 300.
Ober Kriegs-Commissaire. . . . . 150.
Hoff-zahl-maître. . . . . 250.
Général Kriegs-zahl-maître. . . . . 150.
Ober Quartier-maître. . . . . 150.
Général-adjudant. 150.
Proviant Obrist-lieutenant. . . . . 150.
Proviant Director. 150.
Kriegs Commissarii. 50.
Proviant Commissarii. . . . . 50.
Général Quartier-maître-lieutenant. . . . . 70.
Proviant Verwalter. 40.
Proviant Officier. 30.
Général Wagen-maître. . . . . 50.
Son Lieutenant. . . . . 30.
Stabs-quartier-maître. . . . . 50.
Stabs-quartier-maître-lieutenant. . . . . 25.
Le Capitaine des Guides. . . . . 50.

X V I I I.

Compagnies des Gardes-du-corps, ou Archers à cheval des Alliez.

Le Capitaine. . . . . 1000.
Le Lieutenant. . . . . 1000.
Cornette. . . . . 500.
Les autres Archers, tant Officiers que Cavaliers, payeront un mois de leur solde.

X I X.

Compagnies des Gardes-du-corps, ou Trabans à pied, des Alliez.

Le Capitaine. . . . . 150.
Le Lieutenant & autres Officiers, jusqu'aux Trabans ou Soldats, payeront un mois de leur solde.

XX,

X X.

Cavalerie.

	Florins d'Allemagne.
Colonel de Cavalerie.	700.
Lieutenant-colonel.	300.
Major.	150.
Capitaine.	100.
Régiment-quartier-maître.	40.
Régiment Auditor.	40.
Proviant-maître du régiment.	15.
Wagen-maître du régiment.	15.
Prévôt du régiment.	15.
Lieutenant.	40.
Cornette.	30.
Maréchal-des-logis.	14.
Caporal.	14.
Fourrier.	14.
Müster-schreiber.	14.
Trompettes & Timbaliers.	10.
Selliers, Platners & simples Cavaliers.	7.

X X I.

Les régimens & troupes de Milices de Cavalerie des Alliez, seront traitez comme la Cavalerie, tant pour les Officiers que pour les Cavaliers.

X X I I.

Hussards & Hongrois à cheval.

Les Hussards & Hongrois à cheval, tant Officiers que Cavaliers, seront traitez comme la Cavalerie.

X X I I I.

Dragons, Croates, Esclavoniens, Rasciens ou Illyriens.

Le Colonel, Lieutenant-colonel, Major & Capitaine, ne payeront leur rançon que sur le pied de ceux de Cavalerie. Les Officiers au dessous du Capitaine, jusqu'aux simples Dragons, Croates, Esclavoniens, Rasciens ou Illyriens inclusivement, payeront comme l'Infanterie.

X X I V.

Les régimens & troupes de Milices des Dragons des Alliez, seront traitez comme le reste des Dragons, tant pour les Officiers que Dragons.

C

X X V.

Infanterie.

Florins d'Allemagne.

Colonel d'Infanterie. . . . . 600.

Lieutenant-colonel. . . . . 300.

Major. . . . . 120.

Quartier-maître du régiment. . . . . 30.

Auditeur. . . . . 30.

Proviant-maître. . . . . 15.

Wagen-maître. . . . . 15.

Prévôt du régiment. . . . . 15.

Capitaine. . . . . 70.

Lieutenant. . . . . 24.

Enseigne. . . . . 20.

Sergent ou Feld-weible. . . . . 10.

Caporal, Fourrier, Müster-schreiber, Tambours, Fiffres, Fourrier-schütz
    & simples Fusiliers, payeront. . . . . 4.

X X V I.

Les régimens de Milice, ou troupes d'Infanterie des Alliez, seront
    traitez comme l'Infanterie, tant pour l'Officier que pour le Soldat.

X X V I I.

Les Hongrois, Esclavoniens & Croates, Rasciens ou Illyriens à pied,
    tant Officiers que Soldats, seront traitez comme l'Infanterie.

X X V I I I.

Artillerie.

Colonel d'Artillerie. . . . . 700.

Lieutenant-colonel. . . . . 300.

Zeug-lieutenant. . . . . 100.

Ober-hauptmann. . . . . 80.

Hauptmann. . . . . 70.

Les Commissaires & autres Officiers de l'Artillerie, Charrons, Ouvriers,
    Bourreliers, Conducteurs, Charretiers, Artificiers, Canonniers,
    Maréchaux & autres Officiers de ladite Artillerie, payeront un mois
    de leur solde.

X X I X.

Ingénieurs.

Tous les Ingénieurs en chef servant dans les armées ou places, payeront 75.

Florins d'Allemagne.

Les autres Ingénieurs. . . . .   50.
Les Entrepreneurs. . . . .   25.

XXX.

Compagnies de Mineurs.

Les Officiers & Soldats payeront un mois de leur solde.

XXXI.

Compagnies franches à cheval & à pied.

Les Officiers, Cavaliers, Dragons & Soldats defdites compagnies franches, feront échangez & rançonnez de même que la Cavalerie, Dragons & Infanterie des Alliez.

XXXII.

LEs Gouverneurs, Commandans, Lieutenans de Roy, Majors, Aide-majors, Capitaines des Portes de place, payeront de part & d'autre pour leur rançon, un mois de leurs appointemens; & s'il arrive qu'ils aient d'autres charges dont ils tirent actuellement des appointemens plus hauts, payeront fur le pied de ladite charge. Et d'autant qu'aucuns Lieutenans de Roy, Commandans ou Majors de places, ne tirent aucuns appointemens en cette qualité, leurs rançons feront réglées fur le pied de la plus haute charge qu'ils exercent.

XXXIII.

TOus ceux qui exercent différentes charges, payeront leur rançon fur le pied de la plus haute charge qu'ils poffédent, & à proportion d'icelle feront échangez ou payeront leur rançon fur le pied qu'il eft dit; fans que de part ou d'autre on puiffe répéter à un Officier fait prifonnier, un échange, ou une rançon plus forte que fur le pied du grade dans lequel il étoit employé à l'armée ou dans les places.

XXXIV.

TOus autres Officiers qui pourroient avoir été oubliez dans ce cartel, feront relâchez dans quinze jours, en payant un mois de leurs appointemens; & s'il y avoit quelques conteftations touchant la qualité ou appointemens de quelques Officiers prifonniers, on s'en rapportera de part & d'autre au certificat du Général de l'armée, ou Commandant de la province, ou du Gouverneur de la place la plus voifine.

C ij

XXXV.

Tous les Officiers réformez ne payeront qu'un mois des appointemens dont ils jouiffent.

XXXVI.

Les Volontaires fervant dans les armées, qui n'auront aucun grade, feront renvoyez de part & d'autre fur le champ, & auront la liberté de continuer à fervir dans les armées où ils fònt attachez; mais ceux qui ont des grades, feront échangez comme les troupes defdites armées.

XXXVII.

Le Prévôt général, fes Lieutenans, & autres Officiers & Gardes de la Connètablie; l'Auditeur général, fon Lieutenant, le Stabs-auditeur & autres; les Directeurs, Secrétaires & Chancelliftes des Chancelleries de guerre, Secrétaires des Généraux & Intendances, des Tréforiers, du Commiffariat général, & autres Secrétaires; les Aumôniers, Miniftres, Maîtres des poftes, leurs Commis, Courriers & Poftillons; Médecins, Chirurgiens, Apothicaires, Directeurs & autres Officiers fervant dans les hôpitaux ou armées; les Ecuyers, Maîtres d'hôtel, Valets de chambre & tous autres Domeftiques, ne feront point fujets à être faits prifonniers de guerre, & feront renvoyez le plûtôt poffible.

XXXVIII.

Les Valets faits prifonniers feront renvoyez de part & d'autre fans aucune difficulté; ceux qui déferteront fans avoir pris ni volé dans l'armée qu'ils quitteront, pourront jouir du paffeport qu'on voudra bien leur accorder. Par rapport aux voleurs, le vol doit toûjours être reftitué, fans les renvoyer; mais les Généraux refpectifs feront toûjours les maîtres de le faire en cas de meurtre ou d'affaffinat.

Quant aux vols faits par les Soldats déferteurs, ils feront reftituez, fans qu'on puiffe exiger le renvoi defdits déferteurs, fous quelque prétexte que ce foit; s'en remettant de part & d'autre à la volonté refpective des Généraux, pour les déferteurs qui auroient commis des meurtres ou autres crimes.

Tous déferteurs, domeftiques au autres qui pafferont d'un parti à l'autre, feront arrêtez aux premiers poftes, où le Commandant aura grande attention de les faire fouiller, & de faire mettre par écrit les effets dont ils feront munis, fans permettre qu'ils puiffent rien vendre ni donner; après quoi il les fera conduire à fon Général, où lefdits

déferteurs,

déserteurs, domestiques ou autres, seront détenus pendant trois jours, afin que s'ils se trouvent être voleurs, on puisse de part & d'autre avoir le tems de les réclamer.

XXXIX.

LES échanges & rançons des prisonniers, tant dans le premier que dans les suivans, se feront homme pour homme & Officier pour Officier, à charge égale, jusqu'à ce qu'il ne se trouve plus de prisonniers dans les armées ou dans les prisons : Et après que tous les échanges auront été faits de tout ce qui se trouvera d'Officiers pour Officiers, & de Cavaliers, Dragons & Soldats, pour autant d'hommes de semblable espèce, s'il se trouve alors que l'un des deux partis ait de reste plus d'Officiers que de Soldats, ou plus de Soldats que d'Officiers, il lui sera permis de donner des Officiers pour des Cavaliers, Dragons ou Soldats, suivant le tarif inféré dans le présent cartel. Et après que tous les échanges auront été faits en la manière ci-dessus, si l'un des deux partis se trouve avoir des prisonniers de reste, qui n'auront pû être échangez, l'autre parti pourra les retirer en payant leur rançon; & pour cet effet il sera donné de part & d'autre, un état de la quantité & qualité des prisonniers qui auront été faits, tant dans les combats & rencontres, que dans les villes, châteaux & places qui auront été prises.

X L.

QU'IL ne sera donné que la ration de pain à chaque prisonnier de guerre dans les armées belligérantes & auxiliaires, telle que lesdites troupes la reçoivent; qu'il sera permis respectivement de leur envoyer des secours. Et dans les lieux de dépôt desdits prisonniers, il sera libre à chaque Général commandant les armées, d'y faire tenir un Officier ou Commissaire des guerres, avec un passeport, pour pourvoir au secours qu'il sera donné aux prisonniers.

Il sera fait un décompte chaque mois, du pain qui aura été donné aux prisonniers de part & d'autre, pour que celui qui sera redevable à l'autre, ait à le rembourser sans difficulté; & le pain qui sera excédent, sera payé à raison de deux kreutzers, ou vingt deniers de France la ration : Promettant réciproquement de mettre les prisonniers dans des lieux honnêtes, avec de la bonne paille qu'on aura soin de rafraîchir de huit en huit jours.

X L I.

QU'ON prendra soin des blessés de part & d'autre; qu'on payera les médicamens & leur nourriture; que les frais seront restituez de part & d'autre; qu'il sera permis de leur envoyer des Chirurgiens & leurs Domestiques, avec des passeports des Généraux: Qu'au surplus ceux qui auront été faits prisonniers, aussi-bien que ceux qui ne le seroient pas, seront renvoyez sous la protection & sauvegarde des Généraux, avec liberté d'être transportez par eau ou par terre, suivant la plus grande commodité & convenance des lieux où l'on sera, à condition toutefois que ceux qui ont été faits prisonniers, ne serviront pas qu'ils ne soient échangez.

X L I I.

Que les malades de part & d'autre, ne seront point faits prisonniers; qu'ils pourront rester en sûreté dans les hôpitaux, où il sera libre à chacune des parties belligérantes & auxiliaires, de leur laisser une garde, laquelle, ainsi que les malades, seront renvoyez sous des passeports respectifs des Généraux, par le plus court chemin, & sans pouvoir être troublez ni arrêtez.

Il en sera de même des Commissaires des guerres, Aumôniers, Médecins, Chirurgiens, Apothicaires, Garçons infirmiers, Servans, ou autres personnes propres au service des malades, lesquels ne pourront être faits prisonniers, & seront pareillement renvoyez.

X L I I I.

Les Sauve-gardes jouiront de part & d'autre, d'une entière sûreté, & dans le cas où elles se trouveroient trop près des armées, elles seront renvoyées sans qu'il leur soit fait aucune violence ni mauvais traitement.

X L I V.

On ne forcera en aucune manière les prisonniers à s'enrôler.

X L V.

Il sera permis aux prisonniers de donner avis de leur détention, par une lettre ouverte.

X L V I.

Il sera accordé de part & d'autre, des passeports aux Maîtres d'hôtel des Généraux, pour aller chercher des provisions, à la condition qu'ils n'approcheront pas des places fortes & des armées respectives, plus près de deux lieues.

X L V I I.

S'IL arrivoit qu'il y eût quelqu'Officier dont la rançon ne fût pas réglée par le préfent cartel, ou qu'il furvînt quelque difficulté, on en conviendra de part & d'autre; & ce qui fera réfolu, fera obfervé & tenu pour être inféré dans le préfent traité, fuivant les certificats qui en feront donnez par les Généraux des armées, ou les Gouverneurs & Commandans des places.

X L V I I I.

ET pour plus grande affûrance de l'exécution du préfent cartel, nous avons envoyé les articles ci-deffus aux Chefs des armées belligérantes & auxiliaires; & après en avoir obtenu la ratification, nous avons figné le préfent traité, & y avons mis le fceau de nos armes, lequel fera de pleine valeur, pour être inviolablement obfervé, tout ainfi que fi il étoit figné de leurs Majeftés, & de leurs Généraux commandant leurs armées. FAIT à Francfort fur le Mayn, le dix-huitième du mois de juillet mil fept cens quarante-trois. *Signé* HENRI-FRANÇOIS COMTE DE SEGUR, CHARLES-URBAIN COMTE DE CHANCLOS, MICHEL-FERDINAND D'ALBERT-D'AILLY DUC DE PICQUIGNY, & GUILLAUME COMTE D'ALBEMARLE.

A PARIS, DE L'IMPRIMERIE ROYALE. 1746.

XLVII.

Ce n'est... qu'il y ait quelque Officier dont la rançon ne soit pas réglée... le présent cartel, ou s'il survint quelque difficulté, on en usera de part & d'autre; & ce qui sera réglé, [devra] être inséré dans le présent traité, suivant les conditions qui en seront donnez par les Généraux des armées, ou les Gouverneurs & Commandans des places.

XLVIII.

Et pour plus grande assurance de l'exécution du présent cartel, nous avons envoyé les articles ci-dessus aux Chefs des armées belligérantes & auxiliaires, & après en avoir obtenu la ratification, nous avons signé le présent traité, [illegible] de nos sceaux, lequel [illegible] de plein [illegible] signé, tant ainsi qu'il étoit à [illegible] de leurs Majestés, & des [illegible] Généraux commandant leurs armées. FAIT à [illegible] le [illegible] 1745, en [illegible] du mois de Juillet [illegible] consécrols, & vû l'impri-

François COMTE DE SAXE; CHARLES-[illegible] COMTE DE CHANCLOS, MICHEL-FERDINAND D'ALBERT-D'AILLY DUC DE PIQUIGNY, & GUILLAUME Comte d'ARGENSON.

O A PARIS, DE L'IMPRIMERIE ROYALE. 1746.